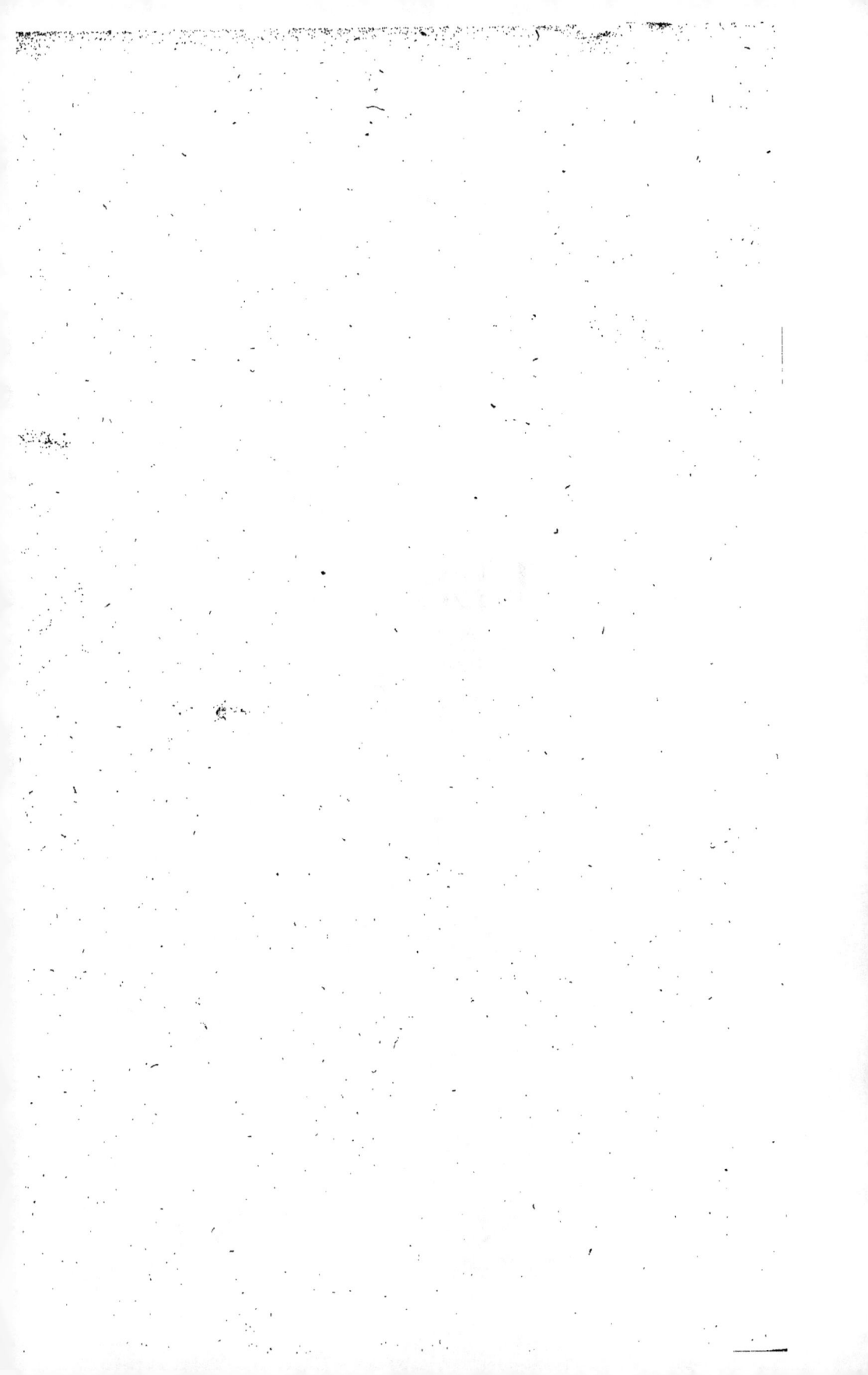

AIX-LES-BAINS

EN 1867

AIX-LES-BAINS

EN 1867

HISTOIRE MÉDICALE ET ADMINISTRATIVE DES THERMES

MODE D'EMPLOI DES EAUX

PAR

LE Dᴿ VIDAL

Médecin inspecteur des eaux, Chevalier de la Légion d'honneur

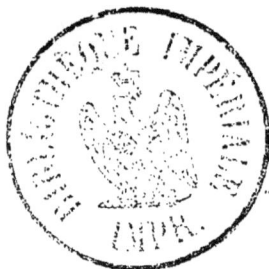

PARIS

IMPRIMERIE DE E. MARTINET

RUE MIGNON, 2

1867

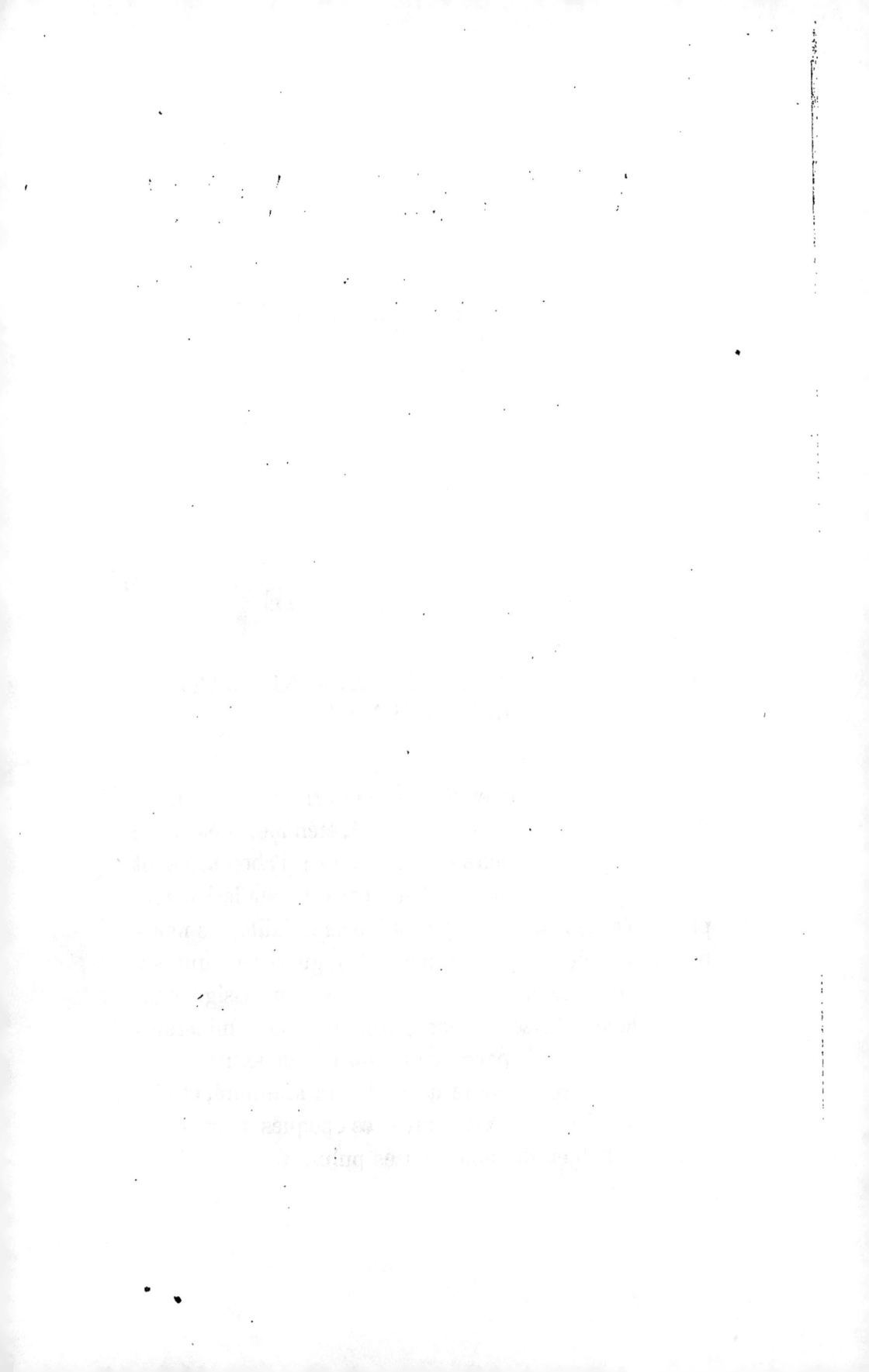

AIX-LES-BAINS

EN 1867

PREMIÈRE PARTIE

HISTOIRE MÉDICALE ET ADMINISTRATIVE DES THERMES.

Les thermes d'Aix en Savoie sont arrivés à un degré de développement remarquable. L'étendue, l'élégance et la richesse de leurs constructions ; l'abondance et l'aménagement complet de leurs eaux; l'installation irréprochable de la douche, qui est leur spécialité; les nombreux malades qui y affluent, les guérisons qui s'y opèrent chaque année, permettent de leur assigner un rang élevé non-seulement parmi les eaux minérales de la France, mais parmi celles du monde entier.

Leur histoire remonte à une haute antiquité, et elle offre assez d'intérêt à ses diverses époques pour avoir déjà fait l'objet de nombreuses publications; mais la

1

plupart de ces publications sont incomplètes ou d'une date trop ancienne. J'ai donc cru utile, après avoir fouillé dans les archives de cet établissement, dont la direction médicale m'est confiée, de résumer tout ce qui s'y rattache tant au point de vue médical qu'administratif. Je parlerai ensuite du mode d'emploi des eaux, qui subi de nombreuses modifications depuis le commencement du XVIe siècle. Après avoir pris connaissance des thermes, l'hydrologiste pourra ainsi comparer la manière dont les eaux ont été employées par nos devanciers et par nous aujourd'hui.

La première pierre de l'édifice thermal dont la création et l'agrandissement doivent nous occuper a été posée en 1776, sous le règne de Victor-Amédée III, roi de Sardaigne, de Chypre et de Jérusalem.

Le comte de Robillant, brigadier d'infanterie, quartier-maître général et chef de la légion des campements, a été chargé d'en dresser le plan et d'en faire le devis, qui devait s'élever à la somme de 48 000 francs.

La façade était décorée de quatre demi-colonnes d'ordre ionique, surmontées d'un fronton sur lequel étaient sculptées les armes du roi. La distribution intérieure ne manquait ni d'élégance, ni d'ampleur, ni de confortable : on y arrivait par quatre marches, et l'on pénétrait dans un vaste péristyle contenant un bassin d'eau minérale, sorte d'atrium à ciel ouvert, à l'instar de ceux qui existaient à l'entrée des maisons gréco-romaines opulentes. Dans les deux ailes de l'édifice, se présentaient à droite et à gauche deux très-vastes salles d'attente. Les cabinets de douches formaient trois divisions :

1° A gauche, deux douches destinées aux pauvres (l'Enfer actuel), avec une cour attenante.

2° Au milieu (le centre actuel), était le corps du bâtiment destiné au public, et comprenant quatre cabinets de douches et deux bouillons : en tout, six cabinets, trois pour chaque sexe.

3° A droite, était le quartier des Princes. Il se composait d'une salle pour la douche, de deux cabinets servant d'attente et de vestiaire, et d'une cour attenante. Cette division, pour laquelle on n'avait rien négligé, était réservée aux princes de la maison de Savoie.

Il n'y avait ni baignoire, ni piscine, aucune installation balnéaire, en un mot, dans cet établissement, qui ne se composait que de douches chaudes, et qui était alimenté par l'eau sulfureuse seule. Les bains se prenaient à domicile, et l'on portait l'eau minérale dans les diverses maisons ou hôtels de la ville, moyennant une rétribution de 20 centimes par bain au profit de l'État.

Le chiffre total des baigneurs qui fréquentaient les eaux d'Aix à cette époque était de 518.

L'établissement était administré par la municipalité. Il ne nous reste aucune trace des règlements qui ont dû être en vigueur en 1776. Il y avait pourtant des médecins spécialement attachés au service de ces thermes, des porteurs, des doucheurs, des doucheuses, dont les noms nous sont conservés, un tarif, etc.

J'ai dû commencer cette notice historique par la date de 1776, parce qu'elle nous rappelle la véritable restauration des bains d'Aix, qui étaient restés pendant longtemps dans l'oubli, et qui, à partir de cette époque,

furent administrés régulièrement et prirent chaque jour
un développement plus grand. Mais, pour procéder par
ordre historique, je dois faire connaître les thermes
d'Aix à partir de leur origine, qui paraît remonter à
l'époque gallo-romaine; car rien ne témoigne de l'existence d'aucune construction élevée auprès de ces sources
dans la Gaule avant l'invasion.

A la suite des guerres de Jules César, les Romains,
maîtres du pays des Allobroges, ne songèrent plus qu'à
affermir leur autorité par des moyens d'administration
et de police, en établissant des communications faciles
entre l'Italie et le pays conquis, en construisant des
établissements balnéaires, dont ils faisaient grand
usage, etc.

Aix ne pouvait manquer d'attirer leur attention, et de
devenir un séjour d'agrément et d'utilité pour eux,
tant à cause de la nature et de l'abondance de ses eaux
qu'à cause de sa position heureuse au milieu de la
riche plaine qu'elle domine, des coteaux fertiles et variés
qui l'entourent, de la salubrité de l'air qu'on y respire.
Ils élevèrent des thermes que l'on attribue généralement
à l'empereur Gratien, et ces eaux ont été appelées
Acque Gratiane, *Acque Domitiane*, en raison des bienfaits accordés à la ville et aux bains d'Aix par l'empereur Gratien ou par le proconsul Domitius.

Le vaporarium et les constructions qui nous restent
de cette époque n'étaient qu'une faible partie d'un
édifice thermal tellement vaste, qu'il embrassait une
grande partie du sol occupé aujourd'hui par la ville
d'Aix.

Les portiques, les colonnes, presque toutes les parties de l'édifice des thermes romains ont été renversés, les décombres en ont été entassés sur plusieurs points, et les habitants d'Aix, dont la ville a été souvent la proie des flammes, ont employé les matériaux à la construction de leurs maisons. On en trouve surtout dans le château du marquis d'Aix, devenu l'hôtel de ville. Les belles marches de l'escalier qui conduit au premier étage du château sont, nous disent quelques archéologues, de la même dimension que les blocs de pierre du temple de Diane ; tandis que dans le moyen âge les matériaux employés aux constructions n'ont point la même forme, ni une dimension aussi considérable, et ne sont point taillés avec le même soin. Des plaques de marbre, des tuiles romaines, des aqueducs, des canaux, des amphores, tout nous prouve l'existence de monuments importants ; le choix des terres, la solidité des murs, le ciment employé, les marbres, les mosaïques dont ils étaient revêtus, la forme des voûtes, tout annonce l'art romain et la perfection à laquelle l'art de bâtir fut porté sous le règne d'Auguste.

Les fouilles nombreuses exécutées à diverses époques autour de ces thermes romains y ont révélé l'existence de bains de vapeur, de piscines, de bains chauds et de bains froids.

Les peuples barbares qui envahirent l'empire romain, et le dévastèrent en renversant ce qu'il y avait de plus remarquable, commencèrent la destruction des thermes de Gratien. Le christianisme, en cherchant à effacer toutes les traces de l'idolâtrie et en proscrivant l'usage des bains publics, où le mélange des sexes donnait lieu à toute espèce de licence, continua l'œuvre de la des-

truction des temples, des autels, des statues, des thermes, et à son avenue les bains d'Aix subirent encore de
nouvelles dévastations. Enfin de nombreux incendies
sont venus détruire la ville d'Aix à diverses époques, et
cette cité ainsi que ses thermes restèrent pendant longtemps dans l'oubli.

L'histoire ne fait de nouveau mention d'Aix qu'à
l'occasion d'un acte mémorable auquel se rattache l'origine de l'ancienne maison de Savoie : suivant Guiche-
non, c'est à Aix que l'an 1000, le 5 des ides de mai,
Rodolphe, roi de Bourgogne, céda à Bérold de Saxe,
lieutenant général de son royaume et vice-roi d'Arles,
le comté de Savoie et celui de Maurienne, en récompense
de sa fidélité.

Les princes de Savoie, au dire de quelques auteurs,
« prenaient beaucoup de délices dans les bains d'Aix »,
mais trop occupés à guerroyer pour agrandir leurs pos-
sessions, ces princes belliqueux ne firent rien, même au
temps de leur grande prospérité, pour ces thermes, qui
ne reprirent un peu de célébrité que vers la fin du
xviᵉ siècle. « Le grand Henri, de glorieuse mémoire,
étant venu en Savoie, nous dit Cabias, visita ce lieu,
et, étant descendu de cheval vers le grand bain avec
plusieurs princes de la cour, se baigna l'espace d'une
heure avec grand plaisir et contentement. »

André Baccius Elpidianus, dans son livre *Des thermes*,
publié en 1571, attribue la construction de ce bain à
Charlemagne, « bain vraiment royal tant par sa splen-
deur, par les belles galeries qu'on y voit tout autour
que par sa belle construction en pierre de taille d'une
figure carrée, etc. »

Mais l'emplacement qu'il occupait au-dessous des thermes romains, dont il recevait toutes les eaux, et son architecture, nous portent plutôt à admettre qu'il n'était qu'une piscine romaine restaurée par les comtes de Savoie. Cette piscine a été appelée bain Royal après la visite d'Henri IV à Aix, qui rappelle un épisode mémorable de ce règne brillant : la prise par Sully (an 1600), du fort de Montmélian, regardé pendant bien des siècles comme une des meilleures places de l'Europe et comme le boulevard de la Savoie contre la France.

Les boiseries qui couvraient le bain d'Henri IV ont été atteintes par les flammes d'un vaste incendie qui a dévoré toute la ville d'Aix en 1739. Restauré en 1751, il a servi de bain pour les chevaux jusqu'en 1825, époque à laquelle on a construit sur son emplacement le bain de l'Hôpital.

C'est au commencement du xviᵉ siècle que furent publiées les premières observations médicales faites aux eaux d'Aix; elles sont dues à Cabias, médecin d'une petite ville du Dauphiné, qui ne se contentait pas de conseiller les eaux à ses malades, mais qui les y accompagnait. Son livre est intitulé : « *Les vertus merveilleuses des bains d'Aix en Savoie*, par J. B. Cabias (Lyon, 1623). »

Cabias nous apprend que « ces eaux avaient été longtemps négligées, tant à cause des guerres que pour diverses contagions qu'on a eues en ce pays, mais qu'elles ont été mises en leur premier état et réputation par l'illustre M. de Villeneuve, médecin en grand renom dans le Dauphiné, et par les conseils duquel une infinité de personnes du Lyonnais, du Forez, du Vivarais,

de la Savoie, du Dauphiné, ayant été en ces bains, se
sont retirées en bonne disposition. » Il ne nous reste aucun document sur la pratique thermale de M. de Villeneuve, mais nous savons que la durée des cures était
alors de neuf à quinze jours; que les eaux se prenaient en
bains chauds, en douches, en boissons, et que le nombre
des malades qui fréquentaient alors les eaux d'Aix était
de mille à douze cents de *condition relevée*.

Cette époque était brillante et prospère.

Après avoir purgé ses malades, Cabias leur conseil-
lait de boire l'eau pendant trois jours, et ordinairement
à la dose de cinq à six livres chaque matin. Il y faisait
souvent ajouter une dragme de sel commun bien pulvé-
risé, « tant pour ouvrir les obstructions des parties
nobles que pour purger entièrement le corps jusqu'à
l'évacuation des humeurs peccantes». Après quoi on se
baignait, car il était dangereux de boire et de se baigner
en même temps. Le bain était d'une petite demi-heure
et à la température de 45 degrés centigrades. Tout aus-
sitôt que le cœur manquait, il fallait se faire porter hors
du bain, dans un lit bien chaud, pour suer. « Quelques
personnes, dit-il, forcent leur courage à se baigner plus
longtemps qu'elles ne peuvent, demeurent jusqu'à trois
heures dans le bain, tant pour dissiper les infirmités
que pour profiter du temps qu'elles ont à se baigner. »

« Un pauvre Suisse séjournait nuit et jour dans le
bain, et n'en sortit que quand il eut retrouvé le mouvement progressif, et criait ensuite les merveilles de Dieu
et des bains. »

La douche se prenait huit ou neuf jours après le
bain, d'une manière générale ou locale, mais toujours

chaude ; on l'alternait quelquefois avec le bain ; sa durée était d'une demi-heure aussi.

« Un pauvre garçon de l'hôpital de Lyon, devenu hydropique par la rigueur d'une fièvre quarte, a pris la douche, que les enfants du voisinage lui donnaient par pitié sur le ventre et vers la région de la rate, pendant deux heures de suite tous les jours, et dès lors il n'a plus été incommodé de fièvre, ni d'enflure. »

« On se faisait souvent ventouser par la main subtile d'un bien expérimenté chirurgien, et l'on obtenait ainsi de grandes évacuations sanguines. » Ce moyen de déplétion devait avoir son opportunité pour combattre ou amoindrir les effets d'une excitation thermale portée souvent, comme on le voit, à ses dernières limites.

« Après le bain de Soufre, on fréquentait un jour ou deux le bain d'Alun, qui avait la propriété de restreindre, incruster, échauffer, dessécher, contrairement à celui de soufre, qui avait celle de ramollir, humecter, purger, désopiler, dilater, résoudre. »

« On terminait en prenant une médecine « pour vider les sérosités et humidités que les bains auraient laissées par tout le corps», et l'on partait le surlendemain. « Une *vertueuse* dame de Grenoble était partie le jour de la purgation, sans considérer qu'elle avait un ennemi caché dans son corps, aussi en mourut-elle trois jours après. » Telle était en résumé la manière dont Cabias traitait ses malades.

Malgré ses théories diffuses et son langage ampoulé, le livre de Cabias nous dénote cependant un praticien éclairé, et malgré ces revers qu'il publie si ingénument,

ce médecin nous représente une de ces gloires locales
et ignorées qui ont un moment illustré leur circonscrip-
tion, enthousiasmé peut-être leurs contemporains, et
qui bientôt après leur mort sont restés dans l'oubli. On
peut conclure de tous les faits qui sont énumérés dans
ce livre, que la manière d'administrer les eaux à cette
époque était très-énergique et basée sur l'humorisme
du temps et la doctrine des crises. « Il cherchait les
sueurs profuses pour dissiper les humeurs coagulées et
détremper les impuretés fortement engagées dans les
parties naturelles destinées à les évacuer. »

Les maladies observées et traitées par Cabias sont :
les rétractions nerveuses, les douleurs de jointures, les
paraplégies et parfaites paralysies, la goutte, les scia-
tiques, les faiblesses d'estomac, la difficulté de respira-
tion, la toux, l'asthme, la fièvre éthique, la vérole, la
lèpre, la gale, la stérilité, les coliques néphrétiques, les
ophthalmies, maladie des oreilles, infirmité des narines,
de la bouche, taches du visage, scrofules, catarrhes, affections du cœur. Les observations de cet auteur sont
trop incomplètes pour qu'il nous soit possible d'en vé-
rifier l'exactitude ; mais les résultats obtenus dans des
maladies si diverses et multiples, les guérisons d'affections du cœur, surtout avec des procédés hydrothéra-
piques aussi énergiques, surprendront moins, quand on
voudra les envisager au point de vue général des diathèses, et y voir des endocardites rhumatismales au lieu
de lésions locales.

La durée des cures était alors de quinze à vingt et un
jours.

Soixante-dix-sept ans après Cabias, c'est-à-dire

en 1700, Jean Panthod, docteur-médecin de l'université de Montpellier, conseiller et médecin ordinaire du roi, doyen du collége de médecine de Lyon, a publié un petit opuscule peu connu, découvert récemment par le docteur Lacour (de Lyon). Cet opuscule, dédié à Fagon, est intitulé : « *Brièves dissertations sur l'usage des bains chauds, et principalement de ceux d'Aix en Savoie.* » Entre autres préceptes, cet auteur conseille de localiser la douche et de ne point la prolonger, mais de la répéter fréquemment, le plus souvent deux fois par jour, dit-il, à trois heures et à neuf heures du soir, jusqu'à ce que la sueur commence à sortir, avec cette précaution de ne pas tremper la poitrine, la région du foie et de la rate, etc. Panthod conseille l'eau minérale en boisson, à la dose de six verres par jour, et ne reconnaît aucune vertu médicinale à l'eau d'Alun, qu'il prescrit comme boisson ordinaire après l'avoir fait préalablement refroidir dans des caves ou à la glace. Il attribue à la douche du soir la guérison, en dix jours, d'une hémiplégie !!! J. Panthod n'a publié d'autres observations que la sienne, mais il consacre quelques pages à l'étude de la chaleur des eaux et de leur absorption par les pores, ainsi qu'à la pénétration des maladies par la peau. Ses théories et ses procédés de raisonnement sont empruntés, comme ceux de Cabias, à la philosophie métaphysique, plutôt qu'à l'observation sévère et rigoureuse.

On se baignait alors dans la piscine romaine, qui était alimentée par l'eau d'Alun, ou sous une voûte irrégulière creusée dans le roc, par la nature, à la source de Soufre. Le public y entrait sans autorisation, et en respectait peu l'intérieur et les abords.

En 1751, on y construisit une voûte en briques, car les morceaux de roc qui s'en détachaient de temps en temps compromettaient la sûreté des malades. Sur la proposition de l'ingénieur Garella, les princes de Savoie firent fermer l'entrée de cette source, et construire au devant un petit établissement en bois de dix-huit pieds de longueur sur huit de hauteur. On éleva un toit contre le mur de l'hôtel de la Croix-Blanche, qui était attenant aux bains, pour mettre à couvert les chaises des malades que l'on y portait et qui étaient obligés d'attendre leur tour, et l'on sépara le côté des hommes de celui des femmes.

Telle est la physionomie et tels sont les traits principaux qui caractérisent l'époque où furent publiés les livres de Cabias et de Panthod : l'hydrologie était dans ses langes; le concours de la chimie, qui devait lui être si utile plus tard, lui manquait; le luxe des Romains avait complétement disparu ; les constructions étaient plus qu'insuffisantes, et l'aménagement des eaux était livré à des hommes incompétents.

En 1772, le duc de Chablais vint prendre les eaux d'Aix, et l'on fut obligé de faire venir une baignoire et d'établir une douche au rez-de-chaussée de l'hôtel de la Croix-Blanche. Cet établissement improvisé pour le duc se composait d'un salon, d'une antichambre et d'un cabinet. Un vaste cuvier doublé de fer-blanc servait pour recevoir l'eau de la douche, qui était amenée par un tuyau de plomb. Après la douche, le prince se retirait dans un cabinet de repos, où l'on avait fait placer une cheminée.

En face d'une organisation aussi modeste, le roi Victor-Amédée III sentit donc la nécessité d'élever un établissement important auprès de ces sources qui attiraient chaque année les princes de la maison de Savoie et un nombre déjà considérable de baigneurs.

L'établissement Robillant fut ainsi créé, et les bains d'Aix prirent dès lors une rapide extension.

La cour de Piémont y séjourna en 1784. M. le docteur Bonvoisin, médecin du roi, en fit la première analyse, et l'aliéniste Daquin, professeur à l'école de médecine de Chambéry, publia ses premiers travaux hydrologiques, intitulés : « *Des eaux thermales d'Aix, de leurs vertus médicinales; des maladies dans lesquelles elles conviennent, de celles où elles ne conviennent pas, et de la méthode d'user de ces eaux dans les différents cas.* » Mais c'est sur sa seconde édition, publiée en 1808, qu'il faut juger Daquin, car elle contient un recueil assez considérable d'observations médicales, et des conseils sur la manière de prendre les eaux, sur le régime à suivre, ainsi que les expériences physiologiques auxquelles il s'est livré sur lui-même dans le bain chaud, tiède, frais et froid. Comme Cabias, Daquin donne le conseil de ne pas commencer l'usage des eaux sans avoir pris préalablement une ou plusieurs purgations, afin que les eaux n'entraînent pas avec elles dans la masse des humeurs les saburres qui encombrent presque toujours les premières voies dans les maladies chroniques, et il additionne aussi l'eau d'Alun d'une dose de sel de Glauber ou d'Epsom. Le préjugé, dit-il (en parlant de l'eau d'Alun) dont le public est imbu, que ces eaux sont alumineuses, est sans doute la cause qui jusqu'à présent a empêché de s'y doucher, etc.

Daquin diminua encore la dose de l'eau à prendre en boisson, prescrivit le bain tempéré, et recommanda particulièrement la douche chaude. Sur vingt malades, dit-il, qui viennent à Aix, dix-huit y viennent pour la douche. Il n'y avait à cette époque que des douches chaudes dans l'établissement d'Aix, et les bains se prenaient à domicile.

Daquin a publié des observations « de rhumatisme laiteux, à la tête, aigu, constitutionnel, de goutte, d'hémiplégie, de paraplégie, de maladies traumatiques, fracture, de surdité, d'obstruction, stérilité, anasarque, dysenterie, chlorose, fièvre quarte, hypochondrie, jaunisse, maladie de foie, douleur néphrétique, affection de vessie, maladies de peau, gale, affections de poitrine jugée même tuberculeuse, asthme, etc. » Daquin ne craignit pas de traiter les hémiplégies même organiques par les eaux d'Aix, peu de temps après l'accident, et inaugura ainsi une méthode qui existe encore, quoique la pensée qui y préside soit différente ; car, pour nous, la cure thermale dans l'hémiplégie organique constitue quelquefois un moyen palliatif, jamais un moyen de guérison.

Daquin énumère dans son livre les succès remarquables qu'il a obtenus dans les hémiplégies, la jaunisse, les tumeurs du foie, l'éléphantiasis, etc. Ces succès et le traitement thermal actif qu'il employait dans ces diverses affections étonneraient plus d'un hydrologiste moderne. Mais pour juger cette partie du livre, il ne faut pas négliger de se reporter à l'époque où elle fut écrite ; les moyens de diagnostic et les procédés d'observation étaient loin d'avoir le degré de précision où ils sont arrivés aujourd'hui ; le contrôle en est donc difficile, et, malgré l'autorité de Daquin, bien des observations ne peuvent être acceptées sans réserve. Comme ses prédécesseurs, Daquin, imbu des doctrines humorales, recherchait toujours la crise.

Quoique appelé souvent à donner son avis sur les projets thermaux du roi Victor-Amédée III, Daquin ne fut revêtu d'aucun titre officiel auprès des thermes d'Aix ; ce fut Joseph Despine, dont la renommée commençait à grandir, et qui se recommandait par des études sérieuses, qui fut nommé par le roi directeur des eaux, « afin de pouvoir s'entourer des conseils éclairés d'un homme de l'art toutes les fois que de nouveaux projets seraient mis à l'étude ».

Peu de temps après sa nomination, Joseph Despine proposa : 1° de prendre la moitié de la piscine du bain d'Henri IV, et d'y établir un bain pour les pauvres ; 2° de mitiger l'eau chaude en la mélangeant à l'eau minérale refroidie dans des récipients à cet usage ; 3° d'établir un bain de vapeur par encaissement ; 4° enfin de construire une annexe ou complément de thermes dans lequel on établirait des salles de bal et de réunion.

Ses propositions, toutes en harmonie avec les besoins du moment, furent prises en considération et exécutées successivement.

Mais 1799 arriva, et Despine, resté fidèle aux princes de la maison de Savoie, fut remplacé par Desmaison, de qui il ne nous reste rien que le souvenir d'une pratique médicale éclairée.

Les bains furent déclarés propriété nationale, et par le fait soumis à la régie des domaines. A l'invasion des armées républicaines, on dévasta l'établissement, où les troupes furent logées et cantonnées.

L'an II et le 17 thermidor, l'administration du district de Chambéry, sachant qu'il existait aux bains d'Aix une grille de fer d'un poids considérable, la fit transporter dans ses magasins « pour servir à forger des armes pour terrasser les tyrans ».

L'an IX, la division des princes fut livrée au public, avec une augmentation de deux cabinets destinés aux militaires.

Le produit des eaux, mis en adjudication pour le prix de 3000 francs, ne trouva point d'adjudicataire; elles furent administrées par régie, et donnèrent un produit brut de 3500 francs.

Les eaux ne redevinrent florissantes que sous l'empire. Plusieurs des membres de la famille impériale en firent usage. L'impératrice Joséphine, la reine Hortense, y répandirent leurs bienfaits. De vastes projets d'embellissement furent étudiés, une somme d'un million fut destinée à leur exécution. Mais arrivèrent les désastres de Russie, et tout fut suspendu.

Le tableau suivant initiera, d'une manière très-précise, le lecteur au mouvement progressif qui s'est opéré dans les thermes d'Aix pendant les années qui sont comprises entre 1780 et 1815. Je reproduirai ainsi cinq tableaux, qui constitueront notre histoire administrative et financière :

TABLEAU DE 1780 A 1815.

ANNÉES.	NOMBRE D'ÉTRANGERS.	TARIF.		RECETTES ANNUELLES.	DÉPENSES en CONSTRUCTION et en acquisition de terrains.	PERSONNEL
		PRIX de la douche.	PRIX du port.			
1780	518					
1781	530					
1782	536	fr.	fr.	fr.	fr.	
1783	588	0,50	0,50	2467	172000	8 doucheurs.
1784	546	id.	id.	2300	».	8 doucheuses.
1785	587	id.	id.	2640	»	8 porteurs.
1786	534	id.	id.	2727	»	
1787	778	id.	id.	2855	»	
1788	550	id.	id.	2363	»	
1789	580	id.	id.	2455	»	
1790	740	id.	id.	3009	»	
1791	760	id.	id.	3223	»	
An Ier	504	id.	id.	2500	»	
An II	332	id.	id.	1800	»	
An III	390	id.	id.	1745	»	
An IV	420	id.	id.	2100	»	
An V	»	0,60	0,60	4775	»	
An VI	»	id.	id.	4275	»	
An VII	»	id.	id.	3025	»	
An VIII	»	id.	id.	3156	»	
An IX	»	id.	id.	3257	5256	
An X	»	id.	id.	3848	»	
An XI	»	id.	id.	745	»	
An XII	»	id.	id.	745	»	
An XIII	»	id.	id.	1400	»	
An XIV	»	id.	id.	1400	»	
1806	»	id.	id.	1400	»	
1807	»	id.	id.	1400	»	
1808	»	id.	id.	1400	»	
1809	»	id.	id.	1400	»	
1810	»	id.	id.	1400	15000	
1811	1200	id.	id.	3125	»	
1812	1180	id.	id.	3125	»	
1813	1060	id.	id.	3125	»	
1814	1115	0,70	id.	3125	»	
1815	1150	id.	id.	6221	»	

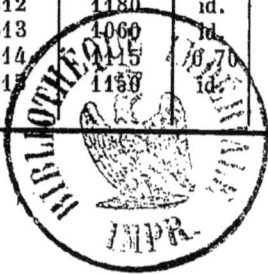

2

En 1815, le traité de Vienne restitua la Savoie à ses anciens princes. Joseph Despine, l'ancien inspecteur du gouvernement sarde, fut réinstallé dans ses fonctions. Le système de régie fut préféré à celui de fermage. L'établissement fit l'achat de ses trois premières baignoires pour l'usage de la famille royale.

Pendant le séjour du roi Victor-Emmanuel et du duc d'Angoulême à Aix, en 1816, le chiffre des recettes augmenta et s'éleva à 11 259 francs.

Qui croira qu'à cette époque si rapprochée de nous, les bains se prenaient encore à domicile, moyennant une redevance de 20 centimes à l'établissement. Les divers propriétaires d'hôtels et de maisons particulières en accusèrent 1500 à l'État en 1816.

Cette taxe sur les bains à domicile fut supprimée en 1817; on augmenta le prix des douches, et sur la proposition de Joseph Despine, on établit une douche à grande chute.

Les sources d'Aix donnent un débit si considérable, que la nécessité d'emmagasiner les eaux ne se fit point sentir avant 1819, époque à laquelle le premier réservoir fut construit. Le roi fit cadeau de cinquante-huit quintaux métriques de plomb des mines de Pesai, pour remplacer par des tuyaux de plomb les gargouilles de pierre ou de bois qui existaient auparavant et qui alimentaient les douches.

On estimait alors à 40 000 francs la dépense annuelle des baigneurs dans la localité.

En 1821, Joseph Despine, développant devant la commission locale nommée en 1817 pour administrer les bains d'Aix tous les inconvénients des douches prises près de la source d'Alun, dans l'échafaudage de bois qui existait, proposa de conduire ces eaux à deux des cabinets de douches des Princes, et, dans la crainte que la commission reculât devant la dépense, il offrit d'amener à ses frais, au moyen de conduits de bois, l'eau d'Alun jusqu'au grand bâtiment, à charge par l'administration de la distribuer dans l'intérieur au moyen de tuyaux de plomb, ainsi qu'aux fontaines publiques, et d'établir dans le jardin de l'établissement un grand cuvier de distribution des eaux.

Ces propositions furent acceptées et exécutées ; l'eau d'Alun, distante à peine de 100 mètres du grand établissement, y arriva pour la première fois.

A Joseph Despine revient donc l'honneur d'avoir résolu cette difficulté plus morale que matérielle. Depuis cette époque, les eaux de Soufre et d'Alun ont été indistinctement conseillées, et le praticien qui a donné la préférence à l'emploi de l'une ou de l'autre de ces sources a été guidé dans ce choix par un sentiment personnel difficile à bien justifier, plutôt que par le fait d'une rigoureuse observation ; la clinique du moins est muette à cet égard.

En 1823, on créa une douche de vapeur locale à la source d'Alun, et on lui donna le nom de notre illustre compatriote Berthollet. On établit aussi la première douche écossaise au grand établissement.

En 1824, création d'un cercle pour les étrangers, et augmentation de la recette des bains et du nombre des visiteurs ; ce qui nécessite un agrandissement des thermes.

Tableau de 1816 a 1829.

| ANNÉES. | NOMBRE D'ÉTRANGERS. | TARIF. | | | RECETTES ANNUELLES. | | DÉPENSES en CONSTRUCTION et en acquisition de terrains. | PERSONNEL. |
		PRIX de la douche.	PRIX du bain.	PRIX du port.				
		fr.		fr.	fr.	c.	fr.	
1816	1150	0,70		0,60	11279	85	8000	8 doucheurs.
1817	1200	1,10		0,40	13138	20	999	9 doucheuses
1818	1240	id.		id.	17105	90	3000	12 porteurs.
1819	1420	id.		id.	18389	40	10000	
1820	1463	id.		id.	16974	60	10200	
1821	1597	id.		id.	17977	50	»	
1822	1550	id.		id.	15198	20	»	
1823	1428	id.		id.	15826	86	»	
1824	1635	id.		id.	17105	20	»	
1825	1915	id.		id.	21080	55	»	
1826	1850	id.		id.	20267	40	3533	
1827	2030	id.	fr.	id.	21301	40	»	
1828	2162	1,40	1,25	id.	26965	55	6560	
1829	2370	id.	id.	id.	31589	60	18500	

C'est en 1830 seulement que furent installées les premières baignoires dans l'établissement thermal d'Aix, déjà florissant. On construisit sept cabinets de bains dans la cour demi-circulaire qui était à l'entrée de l'établissement, et l'on ne s'arrêta pas dans cette voie.

On créa à la même époque : 1° cinq douches mitigées alimentées par l'eau d'Alun, par l'eau de Soufre et par l'eau froide ; 2° un vaporarium ; 3° deux douches ascendantes ; 4° une première piscine de natation.

Sur la demande qui lui en fut faite, le roi Charles-Albert consentit à donner son nom à cette nouvelle division, dont l'aménagement est mauvais, et qui manque

d'ampleur et de confortable. Les corridors et les cabinets de douches sont étroits, leur outillage est impar-
fait, et au lieu d'alimenter cette division avec de l'eau
minérale refroidie, on y a fait arriver l'eau froide ordinaire. Cependant le mélange des eaux s'y opère assez
complétement.

Depuis cette époque on a souvent employé la douche
tempérée, au lieu de la douche chaude, ce qui a com-
mencé à modifier la physionomie de nos thermes en di-
minuant l'énergie des cures.

Joseph Despine mourut en 1830, et ne laissa après
lui que quelques articles publiés dans le *Journal de
médecine de Lyon*, 6ᵉ année. Mais son fils Charles-
Antoine-Humbert, qui futappelé à lui succéder, publia,
le 26 nivôse an X, à Montpellier, une thèse remarquable,
et nous transmit ainsi la pratique thermale de son père.
Charles-Antoine-Humbert Despine n'insiste pas, comme
ses devanciers, sur la nécessité d'une purgation au début
de la cure ; ne prescrit que trois ou quatre verres d'eau
par jour à l'intérieur ; conseille souvent le bain tempéré
aulieu du bain chaud, et attache une grande importance
au massage pendant la douche, qu'il fait mitiger, et dont
la durée ne dépasse pas douze à quinze minutes. Ce
médecin conseille aussi fréquemment la piscine du bain
Royal, qu'il croit trop négligée, et le bain prolongé dans
cette piscine ; il ne redoute cependant pas, dans les cas
exceptionnels, le bain à 45 degrés pris dans le cabinet
du Bouillon. Le progrès réalisé par les deux Despine
ne se borna donc point au développement matériel des
thermes; ils réagirent contre l'exagération des anciennes
doctrines, apportèrent le premier frein à la sudation

trop prolongée, mitigèrent la douche, firent un fréquent
usage du bain, conseillèrent l'eau en boisson à dose
plus modérée; introduisirent, en un mot, des formules
plus variées et des méthodes plus rationnelles. Leur
cadre nosologique est plus restreint et plus vrai que
celui de leurs prédécesseurs, et comprend, parmi les maladies qui peuvent être justiciables des eaux d'Aix : les
affections rhumatismales, goutteuses, cutanées, lymphatiques; les maladies des voies respiratoires, les
paralysies, les fluxions catarrhales, les exostoses, les
caries, les fausses ankyloses, les fractures, la gravelle,
la chlorose, la leucorrhée, la chorée.

Charles-Humbert Despine reconnut, comme Daquin,
l'action stimulante et révélatrice des eaux d'Aix dans la
syphilis, et mentionna le premier la tolérance de l'économie pour le mercure pendant l'usage des eaux sulfureuses.

Il s'occupa pendant de longues années de l'étude des
affections nerveuses et de leur traitement par le magné-
tisme, l'électricité et les eaux; mais le chercheur ardent
et laborieux ne dégagea pas assez son observation de
cet enthousiasme que donne la science, et qui a besoin,
pour être profitable à la clinique, de rester libre de tout
esprit de système.

La seconde analyse chimique des eaux d'Aix est due
à Socquet, professeur de chimie à l'école de Chambéry.
Elle fut publiée en 1803, et quoique paraissant différer
de celle de Bonvoisin, elle ne s'en éloigne que dans
quelques détails. Socquet a le premier attribué le principe actif des eaux à l'acide sulfhydrique, qu'il a retrouvé
dans l'eau d'Alun comme dans celle de Soufre.

Quelle que soit la valeur des travaux de Bonvoisin et de Socquet, les progrès rapides de la chimie moderne ne leur ont laissé de place que dans les annales de l'hydrologie et dans l'histoire de nos thermes.

Les travaux de notre compatriote Joseph Bonjean, quoique basés sur la nouvelle nomenclature chimique, n'ont-ils pas eux-mêmes l'inconvénient d'une date trop ancienne (1838) vis-à-vis d'une science qui marche, et en face d'autres considérations sur lesquelles je reviendrai plus tard. De 1838 à 1854, l'administration rétablit, au moyen de dons particuliers dus à la munificence du philanthrope anglais W. Haldinam, du roi Charles Felix et du marquis Costa de Beauregard, l'hospice dit des Pèlerins, qui existait depuis l'époque la plus reculée, et qui ne se composait que de deux petites salles. Elle fit construire une nouvelle piscine pour les dames et trois nouvelles douches dites des Princes. A la suite de ces diverses améliorations, la recette des bains s'éleva à 40 000 francs.

On peut donc constater une seconde fois l'heureuse coïncidence de l'augmentation des produits avec les améliorations faites dans les thermes.

Tableau de 1830 a 1853.

ANNÉES.	NOMBRE D'ÉTRANGERS.	TARIF.			RECETTES ANNUELLES.		DÉPENSES en CONSTRUCTION et en acquisition de terrains.	PERSONNEL.
		PRIX de la douche.	PRIX du bain.	PRIX du port.				
		fr.	fr.	fr.	fr.	c.	fr.	
1830	3330	1,40	1,25	0,40	27715	45	81900	8 doucheurs.
1831	2500	id.	id.	id.	23157	45	10368	9 doucheuses
1832	2516	id.	id.	id.	25932	70		12 porteurs.
1833	2913	1,60	id.	id.	35430	25		11 doucheurs.
1834	2814	id.	id.	id.	38360	50		11 doucheuses
1835	2665	id.	id.	id.	35124	10	2907	20 porteurs.
1836	2530	id.	id.	id.	39452	15		
1837	2545	id.	id.	id.	38124	45		
1838	2515	id.	id.	id.	38560	75		
1839	2965	id.	id.	id.	40879	75	27465	
1840	2734	id.	id.	0,45	39641	20		
1841	2450	id.	id.	id.	39066	40	3304	
1842	2600	id.	id.	id.	41638	80	5000	
1843	2336	id.	id.	id.	36541	45	13500	
1844	2529	id.	id.	id.	40130	35		
1845	2619	id.	id.	id.	39936	45		
1846	2167	id.	id.	id.	39269	85	2372	
1847		id.	id.	id.	34625	10		
1848		id.	id.	id.	17322	29		
1849		id.	id.	id.	38300	25	9850	
1850		id.	id.	id.	47468	40		
1851		id.	id.	id.	44760	16		
1852		1,95	id.	id.	53650	80		
1853		id.	id.	id.	55366	51	9552	

En 1854, le comte de Cavour, désireux de donner à
la Savoie une preuve de sa sollicitude, ne trouvant point
dans les caisses de l'État de fonds disponibles, autorisa
l'intendant général de cette province à conclure avec le
fermier du Casino et des bains d'Aix un bail de vingt
ans. En compensation des grands bénéfices que lui pro-

curaient les jeux de hasard tolérés depuis trois ans à Aix, le fermier, de son côté, prit l'engagement de dépenser une somme de 800 000 francs, tant en agrandissement de cet établissement qu'en acquisitions d'immeubles voisins.

Les travaux commencèrent; l'architecte Pellegrini et M. Jules François en eurent la direction. Mais au bout de deux ans la tolérance des jeux cessa; le fermier des bains résilia son bail et demanda le remboursement des sommes dépensées, qui s'élevaient à 294 754 francs (le cas de résiliation avait été prévu dans le bail, ainsi que l'obligation au gouvernement de rembourser les sommes avancées par le fermier).

Le comte de Cavour eut alors recours à des moyens plus réguliers et plus légitimes.

En vertu d'une loi publiée le 9 juin 1856, les travaux, un instant suspendus, furent repris et mis à la charge : 1° des finances de l'État pour une somme de 300 000 francs; 2° de la province de Savoie propre, 440 000 francs; 3° de la ville de Chambéry, 100 000 francs; 4° de la ville d'Aix, 60 000 francs. Le système de fermage fut aboli, on revint au système de régie. L'établissement subit de nombreuses réformes. La direction administrative en fut confiée à un commissaire royal qui intervenait aux séances d'un conseil supérieur siégeant à Chambéry, sous la présidence de l'intendant général de la Savoie, et la direction médicale fut donnée à une commission composée de tous les médecins résidant à Aix.

Un décret en date du 7 avril 1857 trace d'une manière précise les principales dispositions réglementaires de la nouvelle administration, et confie au ministère des finances la haute surveillance accordée au gouvernement par la loi du 9 juin 1856.

Dès 1856 les travaux d'agrandissement furent poursuivis avec activité; mais la plus-value des immeubles expropriés, les travaux exécutés au griffon des sources d'Alun et de Soufre, l'étendue et l'importance des constructions, rendirent insuffisante la somme de 900,000 francs prévue pour l'achèvement du projet en cours d'exécution, et une somme de 400 000 francs parut encore nécessaire. Il fut donc impossible à l'association de pouvoir compléter son établissement avec ses propres ressources; ses revenus lui permettant difficilement de recourir au crédit.

Par la délibération du 22 décembre 1858, le conseil des bains décida que tous les travaux non commencés qui faisaient partie du projet seraient ajournés, attendu qu'il ne convenait pas de contracter de nouvelles charges, et que l'achèvement des travaux en cours fournissait des moyens plus que suffisants pour satisfaire à toutes les exigences du service.

On comptait alors :

8 grandes douches, dont 4 des Princes et 4 moyennes;
4 douches de vapeur dites douches Berthollet ;
2 douches locales;
2 salles d'inhalation ;
6 baignoires ;
3 piscines, dont une grande dite de natation.

Le captage de l'eau de Soufre et de l'eau d'Alun était achevé, ainsi que deux vastes réservoirs contenant ensemble 1 128 000 litres d'eau, et mettant le service à l'abri de toute suspension.

Mais toutes les constructions de la partie antérieure du bâtiment, comprenant 32 cabinets de bains, une grande piscine, 2 piscines de famille, les 10 douches du soubassement, le raccordement de ce vaste édifice, attendaient une date qui sera définitivement prospère et qui marquera dans les annales de ces thermes.

TABLEAU DE 1854 A 1859.

ANNÉES.	NOMBRE D'ÉTRANGERS.	TARIF.			RECETTES ANNUELLES.	DÉPENSES en CONSTRUCTION et en acquisition de terrains.	PERSONNEL.
		PRIX de la douche.	PRIX du bain.	PRIX du port.			
		fr.	fr.	fr.	fr. c.		
1854*	3460	1,50	1,25	0,45	52869 45		13 doucheurs.
1855*	4069	id.	id.	id.	62360 80		13 doucheuses
1856	4159	id.	id.	id.	74750 45		30 porteurs.
1857	5331	2,00	id.	0,50	90667 90	900000f	
1858	5315	id.	id.	id.	84478 70		18 doucheurs.
1859	4702	id.	id.	id.	85049 90		17 doucheuses
							30 porteurs.

' Années de bail.

En 1860, S. M. l'Empereur Napoléon III voulant témoigner toute sa sollicitude aux nouveaux départements français pour qui les bains d'Aix sont un puissant élément de richesse, décréta l'achèvement des thermes : 1° Une somme de 700 000 francs fut affectée à l'exécution des travaux. 2° Toutes les dettes de l'établissement, qui s'élevaient à la somme de 900 000 francs, furent remboursées, et l'État en devint seul propriétaire. 3° Enfin, le souverain voulut aussi payer une de ces dettes de cœur qu'il a le privilége de ne jamais oublier ; une somme de 120 000 francs fut affectée à la reconstruction de l'hôpital fondé en 1813 par une auguste reine, à la suite de l'accident arrivé à madame de Broc.

Grâce à ces puissantes ressources, cet établissement thermal, consacré presque exclusivement à l'étuve et à la douche, et mal équilibré, puisqu'il contenait à peine 6 baignoires incomplétement aménagées, fut rapidement achevé, et dès l'année 1862 on y comptait :

32 baignoires alimentées par l'eau du coulage direct, 16 pour chaque sexe.

6 piscines : 2 grandes, dites de natation; 2 petites, dites de famille; 2 moyennes.

14 douches dites des Princes, 7 pour chaque sexe, et 8 avec vestiaire (douches à deux doucheurs ou doucheuses et avec douche écossaise); 8 douches Albertines ou moyennes, 4 pour chaque sexe (douche à un employé, avec douche écossaise dans les moyennes); 4 douches dites du Centre, 2 pour chaque sexe (à un employé), pouvant servir autant à l'étuve qu'à la douche); 2 douches d'Enfer, une pour chaque sexe (un employé), étuve et douche en même temps. Total : 28 grandes douches générales avec un ou deux employés dans chaque.

6 douches locales d'eau ;

2 douches ascendantes ;

Une douche de siége et une douche en cercle ;

2 douches de vapeur, dites douches Berthollet, et

dans la même division 2 bains de vapeur par encaissement ;

Un vaporarium à quatre compartiments ;

Une salle d'inhalation tiède ;

Une salle de pulvérisation ;

Une salle pour douches pharyngiennes.

Le débit des deux sources est de 4 512 000 litres par vingt-quatre heures, et l'on peut y donner chaque jour 1200 bains, 2000 douches et 200 inhalations, soit en tout 3400 opérations.

. Les baignoires et les buvettes, qui étaient alimentées par une eau désulfurée, le sont aujourd'hui par l'eau de Soufre du coulage direct, venant sans subir la moindre altération du griffon à la buvette ou dans la baignoire. L'organisation médicale est celle de tous les grands établissements de l'empire, un médecin-inspecteur et deux inspecteurs adjoints. Le système de la régie y est préféré à celui du fermage. Ce dernier tableau démontre clairement que les sommes affectées à l'établissement d'Aix par le décret de 1860 ne sont pas restées improductives, ne les envisagerait-on qu'au point de vue spéculatif, sans tenir compte des avantages thérapeutiques qui ont pu en résulter.

TABLEAU DE 1860 A 1865.

ANNÉES.	NOMBRE D'ÉTRANGERS.	TARIF.			RECETTES ANNUELLES.		DÉPENSES en CONSTRUCTION et en acquisition de terrains.	PERSONNEL.
		PRIX de la douche.	PRIX du bain.	PRIX du port.				
		fr.	fr.	fr.	fr.	c.		
1860	6326	2,00	1,25	0,50	93191	65		23 doucheurs.
1861	7188	id.	id.	id.	109484	60		21 doucheuses
1862	7199	id.	id.	id.	110766	55		36 porteurs.
1863	8144	id.	id.	id.	116560	35	850000f	
1864	8358	2,50	1,75	id.	125175	50		
1865	9061	id.	id.	id.	135096	50		

Jusqu'à l'année 1854, les essais sulfhydrométriques entrepris à la source d'Alun ont donné des résultats presque négatifs, et les réactifs ordinaires, tels que le plomb, l'argent, etc., noircissaient à peine sous son influence. Cette eau paraissait donc à peine minéralisée par le soufre; mais les travaux importants de captage dont elle a été l'objet à cette époque sous la direction éclairée de M. Jules François, en augmentant son débit et sa température, ont notablement augmenté son titre sulfhydrométrique.

Grâce au coulage direct établi à son griffon, cette eau nous arrive aujourd'hui marquant 4°,6 sulfhydr. aux buvettes et dans les baignoires, comme à son émergence, tandis que celle de Soufre ne donne que 3°,8. Les préjugés anciens qui existaient sur les qualités astringentes de l'eau d'Alun tombent donc en face de la science moderne, comme les systèmes anciens d'aménagement des eaux s'écroulent devant les systèmes nouveaux.

L'art moderne est donc venu, comme la chimie moderne, apporter ses nombreux et puissants moyens à l'achèvement de ces thermes, en captant les sources, en les contenant dans de vastes réservoirs hermétiquement fermés, en les distribuant régulièrement dans les divers cabinets où le mélange est prompt et facile, où les chutes sont nombreuses et variées.

C'est en partie à ces divers changements qu'il faut attribuer les modifications qui se sont opérées à Aix depuis quelques années, surtout dans les méthodes balnéaires.

A une époque où les thermes d'Aix ne se composaient que de douches chaudes et d'étuves, les médications excitantes et révulsives étaient seules pratiquées et seules possibles aussi. Plus tard, quand l'eau minérale refroidie ou l'eau froide ordinaire ont pénétré dans l'établissement, on s'est efforcé de mettre en honneur les médications : 1° perturbatrice, au moyen de la douche écossaise; 2° déprimante, par le bain presque froid. Mais avec des douches sans vestiaire, à la suite desquelles on devait se vêtir au milieu d'une épaisse buée, ou se faire emmaillotter et porter dans un lit chaud; avec des piscines étroites peu propres à la natation, de rares cabinets de bains alimentés par une eau en partie désulfurée, des salles d'inhalation à 30 degrés de chaleur, il était difficile d'arriver à des résultats aussi sûrs que ceux que l'on obtient aujourd'hui. Le patient était porté dans son lit, où il lui était prescrit de suer, et la sudation était souvent telle, qu'un de mes collègues a pu recueillir 400 grammes de liquide sous le lit d'un malade !!!

L'importance accordée au bain du coulage direct, au bain de piscine prolongé; à la boisson des eaux d'Aix, de Marlioz, de Challes, de Saint-Simon, de Coëse ; au massage à l'eau tiède, suivi d'un exercice plus ou moins prolongé au lieu de l'emmaillottage, et du repos au lit; à l'inhalation tiède ; les perfectionnements même apportés à l'étuve et à la douche chaude suivie de la sudation, nous permettent de dire que les médications tonique, reconstituante, substitutive, altérante, révulsive, perturbatrice, sont aujourd'hui d'un emploi plus facile et plus fréquent. La sudation devient un moyen plus restreint dans les applications. On cherchait alors la crise des eaux; on se contente aujourd'hui du déplacement de la métastase, quand elle s'opère en faveur du malade. On commande moins impérieusement à l'organisme, et on lui laisse en quelque sorte le soin d'opérer lentement et physiologiquement le retour vers la santé.

En même temps qu'on a posé des limites à la sudation, et qu'on a gradué l'excitation, base de la médication thermale d'Aix, le cercle d'action de ces eaux s'est élargi au lieu de se rétrécir. Il ne viendra certainement à l'idée d'aucun hydrologiste moderne de publier des guérisons d'hémiplégie, de jaunisse, de tumeur du foie, d'éléphantiasis, etc. Mais il est facile de constater les succès qu'on obtient chaque jour dans les diverses manifestations des diathèses rhumatismale, herpétique, scrofuleuse, catarrhale, syphilitique, goutteuse même, soit que la jetée se fasse extérieurement sur le tronc,

sur les membres, etc., soit qu'elle reste fixée sur les vis-
cères des cavités thoraciques abdominales, etc., etc. Il
est facile encore de constater les bons résultats de cette
hydrothérapie thermale, quand elle est appliquée aux
organismes énervés par les fatigues et les excès de tout
genre.

SECONDE PARTIE

MODE D'EMPLOI DES EAUX

L'étude de l'action physiologique des eaux dans les maladies nous fera ressentir les conditions les plus favorables à l'emploi des divers traitements qui peuvent se pratiquer aux eaux d'Aix.

Nous allons examiner l'asthénie simple de la peau; puis l'inflammation chronique de la peau, des muqueuses, des organes internes et externes; enfin, l'asthénie générale et les diathèses. Cette étude se trouvera complétée par le tableau des maladies observées à Aix pendant l'année 1863, et par l'application qui leur a été faite des eaux.

Une peau mince, pâle, privée d'élasticité, très-sensible au froid, sèche ou baignée par une sueur mal élaborée, supportera la médication excitante la plus franche, douches et étuves.

Les muqueuses digestives vésicales, pulmonaires, frappées d'asthénie, supporteront parfaitement l'action de notre stimulant ordinaire, étuve, douche et boisson d'Aix et de Marlioz.

Quant aux inflammations chroniques, soit de la peau, soit des diverses muqueuses, on prévoit qu'elles seront surexcitées par cette médication, et qu'elles passeront momentanément à l'état aigu. La guérison par substitution sera très-souvent obtenue dans les diarrhées chroniques, les leucorrhées, les catarrhes bronchiques, les coryzas, par les bains, l'inhalation et la boisson des eaux de Challes et de Marlioz.

Une tumeur blanche affectant franchement les parties molles peut revêtir la forme indolente, alors la douche sulfureuse sera parfaitement supportée; son action prolongée finira par faire circuler les liquides stagnants dans les profondeurs des tissus.

Mais si, au lieu d'être mou, l'engorgement articulaire est plastique, un peu chaud; s'il recèle une épine, un os nécrosé, une surface articulaire dépouillée de ses cartilages, un foyer tuberculeux; si la pression ou le mouvement y développe de la douleur, il faut alors se méfier de la douche d'eau chaude, et choisir la douche de vapeur ou la douche tiède à faible pression. Il faut diminuer de beaucoup le degré d'excitation thermale.

Les affections chroniques des principaux organes internes, notamment des centres nerveux, du cœur, du foie, des reins, etc., ne sont pas traitées à Aix par la médication directive ou substitutive, car il est difficile de préciser le degré d'excitation qu'on doit atteindre, et de l'obtenir sans aller au delà ; on réserve pour elles les médications révulsives et altérantes, douches tièdes et massage, sans emmaillottage, sans sudation, boisson de l'eau alcaline de Saint-Simon.

L'asthénie générale chez les lymphatiques, avec prédominance des fluides blancs, pâleur, atrophie de la fibre, mollesse des parenchymes, sera la plus haute expression du type qui réclame la médication franchement excitante, étuve, douche chaude et boisson à Aix et Marlioz. Les organes remplissent mal leurs fonctions, l'hématose est incomplète, l'intestin fait un mauvais chyle, les sécrétions sont imparfaites, l'inflammation et la cicatrisation sont marquées d'un cachet de langueur et d'impuissance.

Dans les autres tempéraments l'asthénie diffère ; elle est moins humide; elle peut créer, surtout chez les nerveux, une irritabilité générale et même une prédominance tyrannique des nerfs, des douleurs erratiques, des appétits bizarres, des réactions aussi inutiles que désordonnées. Une médication trop stimulante sera toujours mal supportée, et le traitement qui lui conviendra le mieux sera celui des bains tièdes de courte durée, des douches tièdes avec massage, sans emmaillottage, sans sudation, sans port, ou bien celui des affusions froides après la douche. Sous l'influence de cette excitation modérée, les tissus reprennent bientôt leur *tonicité*, les forces assimilatrices se reconstituent, la résistance vitale sera rendue à l'organisme. Si l'effet tonique n'est pas immédiat, il sera toujours l'effet consécutif de cette médication, qui deviendra sédative suivant l'emploi qui sera fait de l'eau froide.

La sudation abondante sera toujours nuisible quand elle sera répétée trop souvent, et si l'étuve est parfois indiquée, ce sera toujours à de rares intervalles.

Le défaut de réaction et de résistance vitale fait, de ces organismes, le jouet de toutes les influences débilitantes et de toutes les excitations trop vives.

Il est rare qu'une administration énergique des eaux ne réveille pas chez la plupart de ces malades quelques embarras gastriques, la perte du sommeil, la fièvre thermale.

Dans l'asthénie avancée, quand la réaction expansive ne peut être obtenue et que le système nerveux est profondément malade, le bain seul sera utile et combiné avec la boisson des eaux à petite dose.

L'asthénie tient une place importante dans la plupart des diathèses, et pourtant la plupart des diathèses se trouvent mal de l'excitation sulfureuse portée trop haut.

1° La diathèse scrofuleuse est, au point de vue physiologico-pathologique, la plus favorable au traitement excitant; elle est en effet entée sur un tempérament lymphatique et rarement nerveux; son propre est l'appauvrissement des humeurs, l'atrophie des solides dont j'ai parlé à propos de l'asthénie, mais avec un cachet de dégradation dans les formes, dans les fonctions, dans les maladies. Le scrofuleux pourra non-seulement user des moyens balnéaires les plus actifs, mais il pourra prolonger sa cure pendant plusieurs mois, exposer impunément son engorgement, sa tumeur à des douches d'une demi-heure et d'une heure, boire les eaux de Challes et de Marlioz.

Parmi les maladies d'origine scrofuleuse observées en 1863, j'ai compté :

Tumeur blanche des diverses articulations.... 9
Hydarthrose............................. 3
Maladie vertébrale de Pott................. 2
Carie ou nécrose....................... 5
Engorgements glandulaires................ 9
Blépharite ciliaire...................... 2
Leucorrhée............................ 5
Coryza avec ou sans ozène.............. 4
Otorrhée 5
Catarrhe bronchique.................. 7

Le traitement thermal, dont la durée a été de trente à quarante jours, s'est composé de 21 à 24 douches générales avec sudation, de 12 à 15 bains de piscine ou de baignoire d'une heure chacun, et de la boisson de l'eau de Challes ou de Marlioz à la dose d'un à trois verres par jour.

Quelle que soit l'indication du traitement excitant, on se méfiera cependant de l'excitation thermale, même dans la scrofule ; car la nature pourrait bien ne pas mettre à profit notre stimulant, et s'en servir contre nos intentions, dans un organisme qui ne serait pas parfaitement sain.

Les affections catarrhales des bronches, de la vessie, de l'intestin, le coryza, la leucorrhée, se trouvent souvent mal d'une surexcitation trop vive, qui affaiblit la peau et trouble ses fonctions, au lieu de la tonifier ainsi qu'elle en a besoin.

L'excitation portée sur la muqueuse elle-même ne devra pas dépasser une certaine limite. Dans les affections catarrhales, l'action des eaux sulfureuses d'Aix n'est point seulement excitante, elle est substitutive ou altérante et spéciale.

Le traitement se composera généralement de 10 à 12 douches avec ou sans étuve, 10 à 12 bains, de l'inhalation des eaux d'Aix et de Marlioz, et de la boisson des deux eaux à la dose d'un ou deux verres.

PHTHISIE. — Soit que l'on considère, avec M. Pidoux, la phthisie comme le dernier acte d'un drame qui a duré plusieurs générations, soit comme une affection qui se traduit par des signes stéthoscopiques déterminés, il sera toujours le cas de doser les eaux avec une réserve excessive, dans cette maladie, quand elle est confirmée. Sept phthisiques ont été soumis à mon observation en 1863, et ont suivi le traitement des inhalations gazeuses froides de Marlioz, qui a quelquefois déterminé des hémoptysies dans les huit premiers jours de la cure. Mais quelques jours de repos, la suspension du traitement, ont permis de recommencer ensuite sans appréhension.

21 inhalations d'une à deux heures chacun, quelques bains tièdes à Aix, de courte durée; pour boisson, un ou deux verres d'eau de Marlioz pure ou coupée, tel a été le traitement généralement suivi.

DIATHÈSE RHUMATISMALE. — Il y a des degrés infinis entre le premier refroidissement qui produit la douleur rhumatismale et le vice ou la cachexie rhumatismale, aussi y aura-t-il une variété infinie dans le traitement de cette maladie, et si le rhumatisme héréditaire et diathésique, chez lequel il y a asthénie de la peau, chloro-anémie, trouble des principales fonctions, réclame souvent la médication excitante, il n'en sera plus ainsi quand la diathèse sera localisée sur un organe important dans le voisinage des centres nerveux, etc. Il faut mesurer avec le plus grand soin le degré d'excitation à chaque variété de rhumatisme.

Il semble que la sudation est toujours nécessaire dans le rhumatisme; mais il est un grand nombre de rhumatisants chez lesquels la sudation, ou tout au moins la sudation abondante, est loin d'être utile; il faut opposer au rhumatisme un excitant spécial plutôt qu'une diaphorèse inutile, qui n'aura d'autre effet que de troubler l'ensemble des fonctions. L'organisme du rhumatisant aura toujours besoin d'être remonté, soit en vue de la diathèse elle-même qui favorise essentiellement l'asthénie, soit en vue de rendre les métastases utiles.

184 rhumatisants se sont présentés en 1863 à mon observation :

Rhumatisme articulaire général constitutionnel, chronique ou subaigu..................	32
Rhumatisme musculaire et viscéral général...	41
Lumbago..............................	14
Coxalgie rhumatismale...................	5
Sciatique rhumatismale..................	17
Névralgie brachiale rhumatismale..........	9
Tumeur blanche des diverses articulations....	7
Bronchite rhumatismale..................	18
Asthme rhumatismal.....................	6
Endocardite rhumatismale................	11
Dyspepsie rhumatismale..................	24

Tous les procédés balnéaires ont été employés. Chez les uns, douche, étuve, massage, sudation ; chez d'autres, douche tiède avec massage, sans emmaillottage et sans port, c'est-à-dire réaction modérée. Quelquefois aussi la douche écossaise après l'étuve, ou l'étuve seule ; enfin l'inhalation seule, et le bain avec la boisson des eaux, l'emploi du fer à l'intérieur, a été combiné avec le traitement du rhumatisme chronique par les eaux d'Aix.

Le traitement des rhumatismes articulaires, musculaires et viscéraux, formes presque toujours constitutionnelles, a été généralement de 15 à 16 douches avec ou sans étuve et sudation, de 8 bains ; en tout, vingt-quatre jours. L'excitation a été, en raison du tempérament du malade et du degré de l'affection, le plus souvent assez active.

La sciatique et le lumbago réclament presque toujours l'emploi de la douche, et souvent celui de l'étuve et du bain de piscine ; excitation modérée.

La coxalgie rhumatismale est une des maladies qui supportent le moins l'excitation thermale ; aussi le bain de piscine fera souvent la base du traitement.

La tumeur blanche rhumatismale demande, avant tout, l'emploi de la douche de vapeur, si parfaitement établie dans la division dite Berthollet ; dose 18 à 21.

Chez tous ces malades, la durée de la cure a été généralement de vingt-quatre à trente jours, le nombre des douches de 12 à 16, celui des bains de 8 à 12, et la boisson d'un ou deux verres d'eau sulfureuse dans la journée.

Ces doses thermales, toutes faibles qu'elles sont, entraînent encore après elles un degré d'excitation tel, que, pendant six semaines environ, les effets en sont encore très-appréciables.

Dans la bronchite rhumatismale ou dans la bronchite que l'on observe chez les rhumatisants, c'est à l'inhalation tiède qu'il faudra donner la préférence (l'inhalation gazeuse froide de Marlioz convient mieux à la bronchite des herpétiques); le bain fera toujours partie du traitement, et la boisson des eaux sulfureuses d'Aix, à la dose d'un à trois verres, dans la journée; dose ordinaire, 21 bains d'une heure, 21 inhalations d'une à trois heures.

On exaspérait toujours la bronchite, au lieu de la guérir, quand on la soumettait à l'usage de la douche et à l'emmaillottage; les médications directes, altérantes ou substitutives conviennent mieux à la bronchite que la médication excitante.

Il n'en est point tout à fait ainsi de l'endocardite rhumatismale, qui s'accommode mieux de l'excitation des eaux, parce qu'elle favorise à son bénéfice les métastases sur les jointures. L'endocardite supporte bien la douche générale, qui peut être portée jusqu'au nombre de 15, et très-mal le bain.

Il est des rhumatisants chez qui la santé paraît souffrir du mauvais état des voies digestives. Il est des dyspeptiques, dit M. Durand-Fardel, chez qui le rhumatisme persiste tant qu'ils sont dyspeptiques. Il y a aussi des dyspepsies rhumatismales. Quoi qu'il en soit, lorsque le rhumatisme ne paraîtra devoir sa persistance qu'à de mauvaises conditions de l'organisme, de même que lorsqu'il ne pourra être attribué qu'à la disparition de douleurs articulaires ou musculaires au préjudice des voies digestives, il demandera surtout une médication propre à faire prédominer dans l'organisme les forces vitales communes, la force d'assimilation, et, par conséquent, les réactions les plus légitimes, les plus salutaires, car, suivant les belles expressions de MM. Trousseau et Pidoux : « Du moment que l'activité trisplanchnique ne peut plus s'employer à sa destination normale ; du moment qu'elle n'a plus, pour l'absorber et la régulariser, la série des opérations préparatoires de la nutrition, elle donne lieu aux phénomènes pathologiques les plus variés. »

Que la dyspepsie soit rhumatismale ou que le rhumatisme soit entretenu par la dyspepsie, le traitement devra se composer de douches tièdes avec massage, sans maillot, sans port ; de bains de piscine avec natation ; de la boisson des eaux de Saint-Simon, parce que l'ensemble de ces moyens relèvera rapidement les forces générales de l'économie et imprimera à l'organisme le degré de résistance vitale dont il a besoin. L'état saburral et l'oppression des forces succéderont au contraire à la douche à l'étuve, à une diaphorèse abondante.

L'exercice continuel de la pensée, les affections morales tristes, etc., mettent l'homme dans un état nerveux perpétuel qui réclame une réparation nutritive incessante, que l'on n'obtient point toujours par les ferrugineux et les toniques ordinaires, mais bien par l'excitation modérée des eaux, la vie au grand air, avec suspension de toutes les préoccupations. Nous ne soumettons jamais les dyspeptiques, qu'ils soient rhumatisants ou non, à des réactions trop vives, parce que leur organisme serait impuissant à les tolérer.

Tous les névropathiques rentrent dans ces conditions de traitement, toutes les maladies du système abdominal et utérin, les hémorrhoïdaires, etc.

Comme on le voit, le traitement thermal d'Aix peut s'appliquer à tous les individus, à toutes les formes, à tous les degrés du rhumatisme.

DIATHÈSE GOUTTEUSE. — Le traitement de la goutte chronique asthénique, la seule que l'on puisse traiter aux eaux d'Aix, devra surtout être entrepris avec la pensée : 1° que le goutteux ne peut obtenir qu'un effet palliatif ; 2° que le retour de l'accès doit être écarté autant que possible ; 3° que nul n'est plus irritable que le goutteux ; 4° qu'une excitation générale, un coup de fouet, si l'on veut me permettre cette expression, est cependant favorable au goutteux ; car si nul ne s'enflamme plus vite que lui, nul plus que lui ne tombe aussi complétement dans l'anémie et la prostration des forces.

On ne craindra point alors de faire administrer quelques douches générales avec sudation aux goutteux pour lesquels l'exercice et l'activité corporelle sont devenus une privation. On le fera d'autant mieux, qu'on prescrira les eaux avec l'intention de ne pas dépasser le chiffre de douze douches, car, après ce nombre, l'excitation devient impossible à modérer. Pour boisson, l'eau alcaline de Saint-Simon ou de Coëse après la douche. La composition même des eaux d'Aix, leur faible minéralisation et leur mode d'administration permettent de les combiner avec la plupart des eaux minérales

usitées à l'intérieur. On peut remplir ainsi avec succès
une foule d'indications par ces combinaisons diverses.
Dans toutes les maladies goutteuses, on ne devra jamais
s'écarter de ces préceptes.

Goutte chronique, asthénique, articulaire et

viscérale, avec ou sans nodus............. 27

Traitement de 10 à 12 douches, de 6 à 8 bains, de
4 à 6 verres d'eau alcaline chaque jour.

DIATHÈSE HERPÉTIQUE. — « Le traitement de la diathèse
dartreuse, nous dit M. Baumès, est basé sur la spécialité
d'action de certaines eaux sulfureuses, qui combattent,
sinon le principe même de la diathèse, du moins ses
manifestations ; sur l'action de toutes les ressources hy-
giéniques des eaux minérales naturelles, et en particu-
lier sur l'action des eaux minérales chaudes sur le
tissu cutané, dont elles activent, exagèrent les fonctions, etc. ; enfin, sur la possibilité d'établir un déplacement avantageux, etc. »

Il n'est point étonnant que ce qui convient aux goutteux et aux rhumatisants puisse convenir aux dartreux;
car, ainsi que plusieurs auteurs modernes, en tête des-
quels il faut placer M. Bazin, le publient, il y a des
liens nombreux de consanguinité entre ces diverses diathèses.

La dartre constitue cependant une entité pathologique
distincte, et l'on trouve dans cette maladie, comme dans
le rhumatisme, toutes les variétés de la diathèse, depuis
l'état non diathésique, l'eczéma le plus accidentel, le
plus local, jusqu'au produit squameux le plus généra-

lisé, le plus rebelle ; jusqu'à la scrofulide la plus grave, jusqu'à la cachexie.

Mais l'irritabilité spéciale de la peau qui se rencontre chez tous les herpétiques ne permet guère de leur appliquer une médication stimulante trop vive. L'étuve et surtout la douche, qui n'ont point été épargnées aux dartreux à une époque antérieure où le bain était presque inconnu à Aix, sont aujourd'hui presque abandonnées ; le bain seul, surtout le bain prolongé, et la boisson des eaux de Marlioz et de Challes, donnent de très-bons résultats dans le traitement de la diathèse herpétique interne ou externe. La durée sera généralement de vingt-quatre à trente jours, et l'étuve sera seulement employée à de rares intervalles. La médication sera ainsi moins excitante que celle du rhumatisme, plus directe, altérante, substitutive, médication qui tend à changer le mode de vitalité vicieux de la peau au lieu de l'irriter, en même temps qu'elle s'adresse à la cause pathogénique de la maladie.

TABLEAU DES MALADIES HERPÉTIQUES OBSERVÉES EN 1863.

Eczéma général ou local..................	13
Impétigo................................	9
Pityriasis.............................	11
Psoriasis..............................	6
Ichthyose.............................	2
Acné...................................	7
Lichen................................	2
Maladies des voies respiratoires liées à l'herpétisme................................	33

SYPHILIS. — On vient aux eaux d'Aix pour y subir l'épreuve thermale si souvent décisive, quand on a lieu de soupçonner l'existence d'un vice latent, ou pour favoriser, au moyen des opérations thermales, l'action des médicaments spécifiques des accidents secondaires ou tertiaires de la syphilis. Et l'on a recours aux étuves, aux douches chaudes, aux bains chauds, à la boisson des eaux d'Aix, de Challes et de Marlioz, à la médication franchement excitante, dans l'intention de provoquer la crise ou de favoriser l'absorption des remèdes pris à l'intérieur.

Épreuve thermale...................... 19
Accidents secondaires.................. 7
Accidents tertiaires.................. 15

Le traitement a été généralement d'un mois, 15 douches avec étuve et 18 bains, 2 à 4 verres d'eau sulfureuse par jour, et, pour les accidents secondaires, seulement, le bain, la boisson combinés avec les spécifiques.

Ce traitement sera trop long quand il s'agira de subir l'épreuve thermale, et trop court comme traitement adjuvant ; mais le malade se résigne difficilement à passer deux et trois mois aux eaux, et celles-ci ne sont le plus souvent employées que quand il s'agit d'imprimer un nouvel essor à l'organisme pour lui permettre de mener à bonne fin une cure toujours très-fatigante.

PARALYSIES. — J'appliquerai surtout ce que j'ai dit de l'asthénie avec prédominance et irritabilité tyrannique des nerfs aux paralytiques, ataxiques, etc., et je réduirai vis-à-vis d'eux l'excitation thermale à sa plus simple expression, afin d'avoir une action légèrement tonique et résolutive et afin d'éviter tout retentissement fâcheux vers les centres nerveux. J'emploierai quelquefois aussi la douche écossaise ; mais je dois dire que cette méthode perturbatrice est bien inférieure à celle du massage à l'eau tiède dans un cabinet aéré et au bain de très-courte durée.

Douze douches au plus, sans emmaillottage, sans sudation ; huit à dix bains ; en tout, vingt jours de traitement ; pour boisson, l'eau de Saint-Simon : tel est en général le traitement des diverses paralysies.

_____

CONCLUSION

C'est à l'hydrologie moderne que revient l'honneur d'avoir mis de la précision dans l'art de formuler les eaux, et d'avoir démontré que leur vertu ne tient point seulement à leur richesse minérale, mais bien aussi à leur emploi méthodique.

Ce résultat est dû aux progrès de la chimie, aux méthodes expérimentales jointes à des études cliniques plus fortes, aux perfectionnements nombreux apportés dans les moyens balnéaires, à l'affluence même des maladies diverses qui s'observent auprès de chaque source et qui en facilitent l'examen comparatif.

Au lieu de troubler l'organisme et de développer des germes morbides en cherchant invariablement la crise, on peut dire que les effets consécutifs des eaux d'Aix sont souvent ceux qui résultent des médications toniques, altérantes, substitutives, constituantes, révulsives.

Les tableaux ci-joints des opérations thermales pratiquées dans cette station pendant ces douze dernières années feront bien saisir les changements qui se sont produits dans le mode d'administration de ces eaux :

DOUCHES DES PRINCES.

| ANNÉES. | SANS PORT. | PORT SIMPLE | MONTANT | |
			EN BILLETS.	EN ARGENT.
1854	826	6396	7222	14639 »
1855	778	8156	8934	18148 »
1856	818	10000	10818	21791 »
1857	1142	10885	12027	30224 50
1858	1124	9632	10756	27060 »
1859	736	12735	13471	30274 »
1860*	824	12134	12958	32439 »
1861	842	10532	11374	28351 50
1862	1559	15921	17480	40174 35
1863	1426	16299	17725	40630 35
1864	4779	12000	16779	41667 50
1865	5040	13364	18404	45436 25

* Date de l'annexion à la France.

ALBERTINS, CENTRE ET ENFER.

| ANNÉES. | SANS PORT. | PORT SIMPLE. | MONTANT | |
			EN BILLETS.	EN ARGENT.
1854	585	13349	14010	24023 50
1855	1179	14239	15418	26499 50
1856	728	14239	14967	30271 50
1857	1369	13608	14977	29057 25
1858	910	15443	16353	32340 »
1859	259	13594	13853	28271 75
1860	432	14887	15319	30504 75
1861	538	14003	14541	28884 25
1862	603	14419	15022	27548 85
1863	800	14141	14941	27208 20
1864	2000	13804	15804	26699 05
1865	2800	13820	16620	27934 95

BERTHOLLET.

| ANNÉES. | SANS PORT. | PORT SIMPLE. | MONTANT | |
			EN BILLETS.	EN ARGENT.
1854	74	117	191	297 50
1855	152	131	283	376 50
1856	333	389	722	968 50
1857	674	681	1355	2205 75
1858	101	457	508	1151 50
1859	31	801	832	1685 50
1860	732	618	1350	2359 »
1861	732	618	1350	2145 50
1862	1069	1072	2141	3799 50
1863	1134	1057	2191	3900 »
864	1642	1500	3142	4550 25
1865	1730	2108	3838	5620 50

BAINS ET PISCINES.

| ANNÉES. | SANS PORT. | PORT SIMPLE. | MONTANT | |
			EN BILLETS.	EN ARGENT.
1854	8742	»	8742	10927 51
1855	10072	»	10072	12590 »
1856	13037	»	13037	16296 25
1857	17520	»	17520	21650 »
1858	13233	»	13233	16541 25
1859	14500	»	14500	18125 »
1860	16155	»	16155	20975 »
1861	27918	»	27918	33380 »
1862	29294	»	29294	35192 »
1863	32430	»	32430	39112 50
1864	27461	»	27461	46537 80
1865	29769	»	29769	49983 50

LOCALES.

ANNÉES.	SANS PORT.	PORT SIMPLE.	MONTANT		
			EN BILLETS.	EN ARGENT.	
1854	»	»	»	»	»
1855	»	»	»	»	»
1856	»	»	»	»	»
1857	»	»	»	»	»
1858	»	»	»	»	»
1859	1231	431	1662	1782	50
1860	768	1100	1868	1194	25
1861	734	293	1027	1097	50
1862	792	328	1120	1117	50
1863	610	917	1527	2154	50
1864	500	487	987	1222	95
1865	620	496	1116	1346	40

INHALATIONS.

ANNÉES.	SANS PORT.	PORT SIMPLE.	MONTANT		
			EN BILLETS.	EN ARGENT.	
1854	»	»	»	»	»
1855	»	»	»	»	»
1856	»	»	»	»	»
1857	»	»	»	»	»
1858	»	»	»	»	»
1859	578	»	578	578	»
1860	678	»	678	678	»
1861	708	»	708	708	»
1862	1317	»	1317	1317	»
1863	1884	»	1884	1884	»
1864	2243	»	2243	2170	50
1865	2850	»	2850	2575	50

ASCENDANTES.

| ANNÉES. | SANS PORT. | PORT SIMPLE. | MONTANT | |
			EN BILLETS.	EN ARGENT.
1854	»	»	»	» »
1855	»	»	»	» »
1856	»	»	»	» »
1857	»	»	»	» »
1858	»	»	»	» »
1859	416	»	416	208 »
1860	294	»	294	147 »
1861	197	»	197	98 50
1862	477	»	477	238 50
1863	386	»	386	193 »
1864	436	»	436	320 70
1865	393	»	393	287 40

La recette totale des opérations thermales, qui était de 52 869 fr. 45 cent. en 1854, s'est élevée à 93 191 fr. 65 cent. en 1860, et à 135 096 fr. 50 cent. en 1865. Celle des bains, qui était de 10 927 fr. 51 cent. en 1854, est aujourd'hui de 49 983 fr. 50 cent.

Celle des douches tièdes s'est accrue aussi dans la même proportion, surtout depuis les quatre dernières années : elle était de 14 639 francs en 1854, elle a été de 45 436 fr. 25 cent. en 1865, et dans le nombre il s'est pris 5040 douches sans port, sans emmaillottage en 1865, tandis qu'il s'en prenait seulement 826 en 1854.

La recette des douches chaudes, Centre, Enfer, etc., au contraire, est restée presque stationnaire, car elle était de 24 023 fr. 50 cent. en 1854 et de 27 934 fr. 95 cent. en 1865.

La sudation est donc un moyen auquel on a moins usuellement recours aujourd'hui, sans en méconnaître pourtant toute l'utilité.

Les effets des diverses médications qui peuvent se pratiquer aux eaux d'Aix seront sensiblement appréciables dans les expérimentations qui seront faites en vue de l'asthénie simple de la peau et des muqueuses, de leur inflammation chronique, de l'inflammation des organes internes et externes, de l'asthénie générale, et des diathèses scrofuleuse, rhumatismale, goutteuse, herpétique, syphilitique, catarrhale, diathèses que l'on rencontre habituellement aux eaux d'Aix, et pour lesquelles ces eaux sont toujours utiles autant par leurs qualités spéciales que par leur mode d'administration.

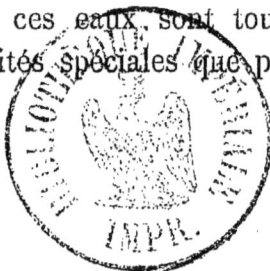

FIN

Paris. — Imprimerie de E. MARTINET, rue Mignon, 2.

www.ingramcontent.com/pod-product-compliance
Lightning Source LLC
Chambersburg PA
CBHW070827210326
41520CB00011B/2144